INTRODUCTION

A LA

STATISTIQUE MÉDICALE

DES

HOPITAUX DE LYON

LYON. — IMPRIMERIE PITRAT AINÉ, RUE GENTIL, 4.

INTRODUCTION

A LA

STATISTIQUE MÉDICALE

DES

HOPITAUX DE LYON

PAR

LE Dr MAYET

MÉDECIN DE L'HOTEL-DIEU

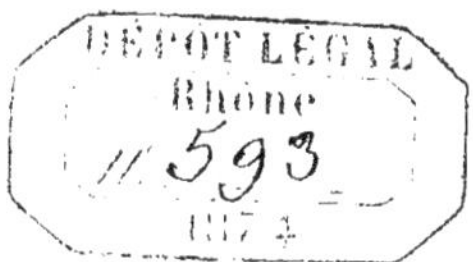

LYON
HENRI GEORG, LIBRAIRE
65, RUE DE LYON

PARIS
J.-B. BAILLIÈRE & FILS, LIBRAIRES
19, RUE HAUTEFEUILLE

SE TROUVE ÉGALEMENT A LYON
CHEZ MÉGRET, LIBRAIRE, 57, QUAI DE L'HOPITAL

1874

AVANT-PROPOS

Chargé par la Société médico-chirurgicale des hôpitaux de Lyon de la tâche aussi difficile qu'honorable de coordonner et d'interpréter les matériaux statistiques recueillis dans les services de médecine, je me propose d'abord de retracer en quelques mots les circonstances au milieu desquelles est née cette œuvre, les difficultés qu'elle a eu à vaincre pour entrer dans la période de réalisation effective. Je tiens en second lieu à rendre hommage à l'éminent Président de l'Administration des hospices, qui en a été l'initiateur, et à mes collègues, qui m'en ont fourni les éléments, et m'ont continuellement soutenu dans l'accomplissement de ma tâche de leurs encouragements et de leurs conseils.

Il y a déjà plusieurs années que l'idée de créer une statistique médicale annuelle de nos établissements hospitaliers fut conçue par M. Piaton, le Président du Conseil administratif.

Nul des membres du corps médical des hôpitaux n'a certainement oublié la réunion où il fonda, par son intelligente initiative, la Société médico-chirurgicale des hôpitaux de Lyon.

Le but principal de cette association devait être de s'occuper de la statistique.

Je rendis à cette époque hommage à la pensée qui l'avait engagée dans cette voix féconde [1].

Elle devait, en outre, formuler ses vœux toutes les fois que la voix du corps médical peut utilement se faire entendre au Conseil d'Administration [2].

Dans cette première séance de la Société, les moyens pratiques de réalisation de l'œuvre qui nous occupe furent examinés.

[1] Voyez *Gazette médicale de Lyon*, 1869.

[2] Rappelons ici en quelques mots ce qu'a déjà inspiré d'utile la *Société médico-chirurgicale*, outre la statistique médicale. Elle a obtenu : 1° l'institution du concours de l'externat, dont elle a indiqué le programme ; 2° l'introduction d'une épreuve de de pathologie interne dans le concours de l'internat ; 3° l'établissement du concours annuel (autrefois bisannuel) pour les places de médecins des hôpitaux. Elle a enfin discuté avec fruit beaucoup d'autres questions d'une importance moindre, telles que le règlement de l'internat, l'adjonction des infirmiers aux sœurs hospitalières dans chaque service, l'organisation de la consultation gratuite, etc. Elle s'occupe actuellement de la révision du formulaire des hôpitaux de Lyon.

On s'entendit sur la forme des bulletins et les principaux renseignements à leur demander, adoptant d'ailleurs en ceci, à peu de choses près, ce qui avait été fait antérieurement à Paris.

Dès lors, le premier pas fut fait. On commença à recueillir journellement les matériaux indispensables.

Mais on était encore loin de leur emploi efficace.

Les objections, qui viennent assaillir tout progrès à son début, ne manquèrent pas de se produire ; les difficultés pratiques d'exécution s'y ajoutèrent et le premier essai n'aboutit pas.

La classification des bulletins n'avait pas été confiée à des médecins ; il y avait là une impossibilité absolue à la réussite, il est à peine besoin de le démontrer.

Bientôt surgirent les événements au milieu desquels la France faillit sombrer.

Un de nos établissements hospitaliers vit se succéder dans ses salles, d'abord les malades des hôpitaux militaires de Paris, évacués en toute hâte avant le siége, plus tard ceux de l'armée de l'Est en formation à Lyon.

Il fut impossible, avec le nombre considérable de malades se succédant chaque jour dans les services militaires, dans ce désarroi général, au milieu de ces émotions chaque jour renouvelées, dont le souvenir nous est encore si présent, de songer à recueillir des documents scientifiques.

Une fois la tourmente passée, le persévérant initiateur

de la statistique médicale n'oublia pas cette œuvre, objet de sa prédilection.

La Société médico-chirurgicale se reconstitua et fit, pour sa réalisation, de nouveaux et plus efficaces efforts. Elle comprit que deux points importants restaient à acquérir : il fallait assurer une régularité plus grande à la confection des matériaux premiers, et confier à quelques-uns d'entre ses membres, seuls compétents et bien placés pour cela, leur classement et leur interprétation.

Le premier résultat fut obtenu au moyen de certaines dispositions matérielles faciles à réaliser.

Au point de vue de la mise en œuvre, une fois admis que des chefs de service des hôpitaux pouvaient seuls en être chargés, il était important de diviser en deux le fardeau tout à fait impossible à porter pour un seul. Il fallait d'ailleurs que chacun restât dans ses attributions naturelles, et l'on résolut de ne confier à un médecin que la partie médicale, réservant pour un chirurgien celle qui est de sa compétence.

J'eus l'honneur d'être chargé de la première et je m'efforçai, quoique novice encore dans l'art difficile du statisticien, de justifier la confiance de mes collègues.

Les premiers essais me démontrèrent la nécessité absolue de m'adjoindre un aide intelligent; un travail qui demande une attention aussi soutenue exigeant, sous peine d'erreurs fréquentes et inévitables, l'intervention de deux personnes.

Ce ne fut qu'après un rapport présenté au Conseil d'administration à ce sujet, après de longs délais, et grâce à la nouvelle et bienveillante intervention de M. le Président, qu'il pût être fait droit à ma demande.

Un interne distingué de nos hôpitaux me fut adjoint, et je pus enfin entreprendre sérieusement la réalisation de mon plan.

Ce fut au mois de septembre 1873 que ces conditions indispensables de réussite me furent acquises; aussi la statistique de 1872 paraît-elle seulement actuellement alors qu'une grande partie de l'année 1874 est déjà écoulée.

Dorénavant les matériaux annuels seront utilisés plus tôt et la statistique de 1873 pourra paraître dans les premiers mois de 1875.

J'espère même que l'époque de son achèvement se rapprochera graduellement davantage de la période qu'elle doit comprendre, sans pouvoir cependant la suivre immédiatement, car les bulletins d'une année ne m'arrivent en entier que dans le courant de l'année suivante.

Le résultat de mon travail, que je publie aujourd'hui au nom de la Société médico-chirurgicale des hôpitaux, est encore imparfait, je ne me le dissimule pas.

On verra plus loin, par l'énoncé complet de mon plan, que je suis loin de l'avoir encore entièrement réalisé.

Tel qu'il est, il constitue, je l'espère, un point de départ sérieux qui, par des perfectionnements graduels, arrivera, d'année en année, à devenir une œuvre de plus en plus utile.

Qu'on me permette maintenant d'exposer comme introduction les principes généraux qui m'ont guidé, et d'étudier leur application pratique aux éléments d'observation fournis par les services de médecine des hôpitaux de Lyon.

INTRODUCTION

J'adopterai pour la clarté la division qui suit :

1° J'étudierai en quelques mots la statistique comme méthode de recherche de la vérité et les résultats auxquels elle peut conduire dans les sciences en général ;

2° J'examinerai l'application de ces données à la statistique médicale et les difficultés spéciales qu'on y rencontre ;

3° J'établirai la classification rationnelle des diverses vérités scientifiques auxquelles peut conduire la statistique médicale ;

4° Descendant plus avant dans les détails, j'étudierai les méthodes et les procédés d'exécution, les dispositions matérielles les plus claires et les plus utiles et, appliquant toutes ces considérations à la statistique médicale des hôpitaux de Lyon, j'exposerai le plan que j'ai adopté.

§ 1

DE LA STATISTIQUE SCIENTIFIQUE EN GÉNÉRAL. — SA DÉFINITION, SES LOIS, SES PROCÉDÉS, SON BUT.

La statistique, d'une manière générale et dans son expression la plus simple, n'est autre chose que la numération d'un certain nombre d'êtres, de faits ou de modalité des êtres, semblables et considérés abstractivement comme des unités de même ordre.

Elle fournit une série de nombres certains qui peuvent être rapprochés d'autres nombres, de façon à établir leur rapport ou être l'objet de calculs donnant des résultats numériques sur l'exactitude desquels on ne peut également avoir de doute.

Cette étude peut être faite sur une multitude de phénomènes ou d'objets, sur une multitude de leurs qualités ou de leurs manières d'être considérées comme distinctes.

Ces opérations élémentaires de numération et de calcul, si elles constituent la statistique proprement dite, ne sont certainement pas le seul but que l'on se propose en s'en occupant.

Sans doute la satisfaction de l'esprit, qui naît pour celui qui recherche la vérité scientifique de la constatation de nombres positifs, est déjà quelque chose, mais il doit tendre à un résultat plus digne de ses efforts, qui est d'arriver à connaître les causes de tel ou tel phénomène ou de telle ou telle modalité des êtres qu'il observe.

Examinons par quel procédé la statistique peut y conduire.

Quand un phénomène se passe sous nos yeux immédiatement ou peu de temps après un autre, nous sommes portés à voir entre les deux une relation de cause à effet.

Nous ne faisons en ceci que nous appuyer d'abord sur cette idée évidente : « L'effet suit la cause. »

Mais elle ne suffit certainement pas pour permettre d'affirmer cette relation.

Nous ne le pourrions légitimement qu'à quatre conditions :

Il faudrait :

1° Que le phénomène qui a suivi, le premier auquel nous sommes tentés de le rapporter en tant qu'effet, fût constaté *toujours* avec des caractères absolument identiques ;

2° Qu'il y eût, chaque fois que le deuxième fait se produit, existence antérieure du premier, ou, en d'autres termes, *constance de relation d'antériorité* entre le premier et le deuxième ;

3° Qu'il y eût en outre toujours production, *après une longueur de temps déterminée et constante*, du deuxième après le premier ;

4° Que les mêmes relations n'existassent pas avec *d'autres phénomènes pouvant jouer le même rôle de cause.*

Ces lois incontestables résultent d'une longue série d'observations qui démontrent leur justesse.

Elles peuvent se résumer dans cet axiome non contestable lui-même :

Un fait se reproduisant toujours sous une forme absolument identique et dans des conditions de temps identiques, après un autre phénomène isolé et semblable à lui-même dans ses répétitions, en est certainement le résultat.

On peut encore affirmer réciproquement ceci :

A une cause une et identique dans ses reproductions correspond toujours un effet identique.

La statistique fournirait d'après ces lois le moyen de constater l'existence et les rapports dans le temps des phénomènes causes et des phénomènes effets, la constance de leurs relations, et il serait excessivement simple, en s'appuvant sur ces vérités évidentes, de remonter des seconds aux premiers.

Mais une multitude d'obstacles que nous devons étudier en détail s'opposent à l'emploi si facile de cette méthode.

En premier lieu, il est impossible de rencontrer par l'observation des phénomènes absolument identiques.

Ce défaut de similitude indique nécessairement qu'ils ne sont pas dus à une même cause une et simple et toujours absolument semblable à elle-même, mais qu'ils résultent de phénomènes variables, s'unissant souvent, il est vrai, à une cause principale et constante, mais altérant la physionomie de ses effets et rendant sa détermination difficile.

En deuxième lieu, la constance de relation entre un fait donné et un autre fait antécédent et causal ne peut être, même par des observations aussi réitérées qu'on puisse les supposer, constatée d'une façon absolue, car il faudrait que l'observateur fût témoin de tous les cas où le fait cause et le phénomène effet ont existé et de tous ceux où ils existeront, pour affirmer cette constance comme absolue. Or, cette condition est absurde à supposer.

En troisième lieu, certaines circonstances antagonistes peuvent s'opposer à la permanence de cette relation alors même qu'elle devrait exister par le fait de la nature même de la cause.

En quatrième lieu, il est difficile d'abstraire un phénomène donné de l'enchaînement des faits secondaires qui le précèdent ou le suivent, sont des intermédiaires nécessaires entre l'action de la cause principale et le fait considéré, ou encore sont des conséquences de ce dernier. En un mot, nous avons nécessairement affaire à des effets multiples, nous ne pouvons les considérer isolés, mais ils sont pour nous le plus souvent fatalement complexes. Comment donc choisir entre eux celui qui doit dominer les autres et être l'expression d'une cause première donnée ?

En cinquième lieu, ainsi que nous l'avons déjà conclu de l'impossibilité de rencontrer une identité absolue entre les phénomènes observés, l'étude directe des causes en elles-mêmes démontre leur multiplicité, soit qu'elles soient simplement simultanées par les conditions mêmes de leur nature, sans lien entre elles, soit qu'elles soient dépendantes les unes des autres.

Tout ceci empêche les conclusions tirées des observations répétées d'avoir la rigueur à laquelle elles pourraient prétendre si ces opérations intellectuelles étaient effectuées dans les conditions de simplicité que nous supposions primitivement.

Comment vaincre ces difficultés ?

En nous contentant de probabilités au lieu d'exiger la certitude, mais en nous efforçant de leur donner un caractère tellement rapproché de cette certitude qui nous échappe, qu'elles puissent raisonnablement être considérées comme la valant, même pour l'esprit scientifique le plus scrupuleux, ou bien en n'acceptant ces probabilités qu'à titre de jalons sur la route de la vérité, et si je puis m'exprimer ainsi, sous bénéfice d'inventaire, quand de sérieuses raisons nous empêchent de les regarder comme assez près d'elle.

Appliquons à la résolution des difficultés que nous venons d'énoncer cette méthode des probabilités.

Pour résoudre la première difficulté, celle de rencontrer des phénomènes absolument identiques, nous nous contenterons, nous appuyant sur des observations aussi répétées et aussi nombreuses que possible, de rapprocher des faits qui ont entre eux des similitudes non-seulement très-grandes, mais encore constantes (quoique non absolues) et qui s'imposent à notre choix par l'importance de ces points communs.

Il faut pour cela en appeler à une étude antérieure et attentive, permettant d'abstraire les variétés accessoires, pour ne considérer que ce qu'il y a d'important, de primordial dans les phénomènes, ce qui se retrouve dans tous ceux qu'on considère et légitime leur réunion.

Nous remédierons à l'impossibilité pour le statisticien d'observer la relation de deux faits donnés dans tous les cas où elle peut exister, en admettant comme suffisamment démontrée la constance de cette relation quand elle a été constatée un très-grand nombre de fois, prenant encore en ceci une probabilité très-grande pour une certitude.

Nous obvierons à la possibilité de la neutralisation d'une cause donnée par des circonstances antagonistes, en admettant la relation de causalité comme réelle quand le nombre des cas qui la démontrent est suffisant, et alors même que l'effet ne la suivrait pas constamment.

Ne pouvant compter des faits simples, non complexes, nous nous contenterons de bien constater, par de nombreuses observations antérieures, que les phénomènes multiples qui s'offrent à notre étude sont très-probablement liés indissolublement les uns aux autres.

La numération s'exercera par suite sur des séries de faits enchaînés ensemble par une relation réciproque de cause à effet. Elles seront considérées comme des unités simples et cela est parfaitement conforme à la logique scientifique la plus légitime, dès qu'une constatation rigoureuse et répétée permet d'affirmer la liaison de leurs différentes parties.

Il nous reste à triompher de la dernière difficulté dans l'interprétation rationnelle de la statistique : je veux parler de la détermination au milieu de phénomènes antécédents multiples et concomitants, de ceux qui dominent réellement un fait donné.

Dans cette opération intellectuelle, la plus importante de toutes, nous nous efforcerons également d'atteindre des probabilités valant pour nous la certitude, ou nous permettant de nous en rapprocher beaucoup.

Nous commencerons par constater rigoureusement tous les phénomènes qui se trouvent dans une relation déterminée d'antériorité avec le fait à étudier. Ensuite, nous établirons avec soin le nombre de fois qu'ils se reproduisent, et pour ceux qui sont mesurables nous apprécierons exactement leur intensité.

C'est ce que nous pourrons appeler la détermination précise des circonstances où se produit le fait en question.

Puis nous le considérerons aussi simple que possible, ou, à défaut de simplicité, aussi homogène (si je puis m'exprimer ainsi) dans sa complexité, aussi semblable à lui-même que possible dans ses reproductions.

Si nous observons que ce phénomène est d'autant plus fréquent que certains faits antécédents augmentent eux-mêmes de nombre ou d'intensité, s'il est avec eux dans une relation déterminée de temps, constatée assez fréquemmsnt pour être considérée comme constante, si, mettant de côté les points dissemblables accessoires, nous le voyons se reproduire variable dans ses particularités peu importantes mais fixe dans ses traits caractéristiques, à mesure que les nombres qui proclameront cette relation réciproque seront plus considérables, nous pourrons affirmer comme de plus en plus probable la subordination d'effet à cause entre le fait étudié et les circonstances où il se produit.

Il faudrait, pour qu'il en fût autrement, qu'il y eût dans tous les cas observés coïncidence fortuite entre d'autres causes réelles qui nous échappent et les circonstances que nous constatons, sans que celles-ci jouent un véritable rôle causal, et cela est peu probable au moins pour toutes.

Cela n'est néanmoins pas impossible, car il ne faut pas oublier que nous n'observons pas dans les conditions de simplicité et de rigueur que nous avons supposées en commençant d'un fait toujours absolument identique, suivant constamment une cause unique et toujours identique elle-même.

Il peut donc arriver, soit que des causes réelles nous échappent, soit que nous prenions pour des causes réelles des circonstances qui accompagnent constamment le fait en question, sans jouer aucun rôle dans sa production.

Nous étudierons plus longuement tout à l'heure ces difficultés et les moyens de les résoudre.

Disons toutefois de suite, en deux mots, qu'ils consistent principalement dans une étude spéciale de la nature des circonstances antécédentes, nous permettant de déterminer si réellement elles peuvent jouer un rôle causal, détermination qui est rendue laborieuse par leur multiplicité, mais qui peut se faire néanmoins.

La question est enfin compliquée par ce fait que les circonstances causales peuvent comme les effets se dominer les unes les autres et constituer des ensembles de phénomènes subordonnés et que, parmi les causes, les unes jouent un rôle principal ou primordial, les autres un rôle accessoire ou intercurrent.

Mais la difficulté de l'enchaînement des circonstances causales cessera d'en être si nous avons bien constaté leur liaison.

Pour déterminer exactement le rôle respectif des causes et leur importance relative, il faudra soumettre séparément chacune d'elles à l'épreuve de la méthode numérique, rapprochant les nombres qui expriment sa fréquence ou son intensité de ceux qui représentent la fréquence du phénomène étudié.

L'augmentation de celle-ci pourra être plus ou moins grande, suivant l'existence antérieure de telle ou telle circonstance, permettant ainsi d'établir l'importance du rôle de chacune et de déterminer celles qui sont primordiales ou principales, accessoires ou intercurrentes.

Si la coïncidence était aussi constante pour plusieurs circonstances, il serait probable que leur rôle causal est égal.

Certaines causes nécessaires coïncident même toujours avec le phénomène étudié et la statistique démontrerait l'égalité du nombre dans la reproduction de la cause et de l'effet, si l'évidence de la liaison ne dispensait dans ce cas de recourir à cette méthode.

D'autres fois, deux ou plusieurs causes de reproduction du fait en question agissent simultanément et le nombre qui l'exprime nous représente leur résultante.

La détermination de leur part proportionnelle, difficile si elles sont toujours unies, peut être en général obtenue par l'étude de séries de faits coïncidant seulement avec l'une ou l'autre d'entre elles.

Dans tout ceci nous considérons un phénomène à différents points de vue, mais en supposant toutes les autres conditions qui peuvent influencer sa production égales d'ailleurs, ou bien nous admettons que les unes sont favorables, les autres sont peu propices à son existence, mais qu'en réunissant un grand nombre de cas, leur influence se neutralise réciproquement.

En résumé, le but de la méthode statistique est d'arriver à constater le lien de causalité entre les faits, en les comptant et en se basant sur la fréquence très-grande du rapport dans le temps entre deux ou plusieurs séries de ces faits.

Bien employée, cette méthode nous conduira souvent à la vérité, et quand elle ne nous permettra pas de la découvrir complétement, elle nous amènera très-près d'elle, loin de nous induire dans des erreurs aussi grossières qu'on l'a parfois prétendu, en se basant sur l'emploi abusif et erroné qu'on avait pu en faire.

Les principales erreurs de raisonnement qu'on puisse commettre dans son emploi sont :

1° De réunir et de compter ensemble comme de même nature des faits dissemblables et ne pouvant résulter d'une cause identique, ni être modifiés de la même manière par son intensité ou sa fréquence, ou bien qui peuvent l'être dans des points tellement limités et accessoires qu'il est difficile de démêler cette influence commune au milieu de l'intrication des causes principales.

Or, dans ces cas, nous ne pourrons arriver à constater aucune circonstance antécédente qui présente une coïncidence très-fréquente avec notre type trop artificiel, et le vice de notre raisonnement nous sera démontré par la méthode numérique elle-même.

Si au contraire nous avons réuni ensemble des unités dont la similitude ne nous soit pas absolument démontrée et que leur nombre augmente avec la fréquence ou l'intensité d'un phénomène antécédent, à moins de croire à une coïncidence fortuite se répétant un très-grand nombre de fois, à moins de penser que les causes réelles et diverses des phénomènes illogiquement réunis agissent toujours simultanément par hasard (ce qui est en contradiction avec l'expérience la plus usuelle), il faut bien admettre que ces faits sont assez de même nature, considérés par leur côté commun, pour être groupés ensemble, et que la constance du rapport constaté signifie que la cause agit pour produire cette manière d'être commune.

Nous défions, avec les données habituelles de la logique scientifique, d'arriver à une autre conclusion.

2° La deuxième erreur qu'on pourrait commettre serait de négliger, dans l'étude des causes multiples qui peuvent régir un phénomène, une partie d'entre elles et d'attribuer à une seule ce qui appartient à plusieurs. Dans ce cas, la conclusion ne serait nullement erronée, mais seulement incomplète; on se serait approché de la vérité, et la statistique démontrerait toujours l'accroissement du fait en raison de l'accroissement de la cause. La recherche exacte et préalable de toutes les circonstances pouvant être causales obviera à cette conclusion incomplète.

3° On pourrait enfin également se tromper par ignorance des circonstances causales et en vertu d'une coïncidence, qui n'est pas fortuite, mais résulte de ce fait parfois observé que deux ou plusieurs circonstances, précédant le phénomène étudié, peuvent coexister constamment, alors que l'une domine en effet ce phénomène, tandis que l'autre n'a sur lui aucune influence réelle. Dans ce cas, la condition inconnue, sur laquelle l'attention n'aurait pas été attirée, pourrait être réellement causale à l'exclusion de l'autre. Le remède à cette erreur sera d'abord, ainsi que nous l'avons indiqué plus haut, l'étude complète des circonstances antécédentes dans leur nature et leur mode d'action.

Il est rare qu'une connaissance approfondie de leur manière d'être ne nous permette pas d'affirmer si réellement elles peuvent produire l'effet constaté ou si elles ne peuvent avoir avec lui aucun rapport.

Les exemples que nous donnerons plus loin, en étudiant les applications de la statistique à la médecine, feront mieux saisir notre pensée à ce sujet.

Le second moyen d'obvier à ce vice de raisonnement sera d'observer le phénomène en question un très-grand nombre de fois, dans toutes les conditions possibles, car la coexistence des circonstances dont la réunion peut tromper, sera rarement absolument constante, et une série de cas pourra se rencontrer où cette cause supposée n'existera plus, et où le phénomène en question persistera à être fréquent; cette fréquence sera alors en rapport avec celle d'un autre phénomène, qui pourra être réellement causal, et sera soumis au même procédé d'examen que celui dont l'influence sera rejetée.

De tout ce que nous venons de dire, il nous paraît facile de faire découler la notion d'une statistique réellement scientifique et de son interprétation féconde.

L'homme n'est impuissant à modifier les forces de la nature selon son utilité, il n'est courbé sous leur joug, souvent nuisible, parfois cruel pour lui, qu'autant qu'il n'est pas remonté aux causes des phénomènes qu'elle offre à son étude. Il est leur esclave parce qu'il ne peut être leur maître. Il ne possède pas une puissance comparable à elles et ne peut ni les dompter par la force, ni les diriger par l'adresse et par l'intelligence.

Du jour où, sans atteindre même aux causes générales, il connaît les moteurs secondaires de ce mécanisme infiniment compliqué, du jour où il a saisi les conditions de productions des phénomènes, il peut les modifier de manière à imprimer aux faits qui en dépendent une direction utile pour lui, et il devient aujourd'hui le dominateur de ces puissances aveugles qui hier le tenaient sous leur brutal pouvoir, et parfois l'écrasaient sans pitié.

C'est ainsi que la notion des causes conduit nécessairement aux applications utiles.

Telle est l'exposition élémentaire des principes sur lesquels repose le procédé scientifique qu'on appelle statistique et des résultats pratiques qu'il peut donner.

§ 2

APPLICATION DES DONNÉES PRÉCÉDENTES A LA STATISTIQUE MÉDICALE. INTERPRÉTATION DES CHIFFRES QU'ELLE FOURNIT.

Il est évident que la méthode, dont nous venons d'étudier les principes généraux, peut être appliquée à l'étude de l'homme.

Les statistiques qui ont pour objet cet être, les phénomènes qui se passent en lui, dans lesquels il joue un rôle actif ou passif, où les modalités qu'il présente, peuvent être de nature très-différente, car les individus qui composent l'humanité se trouvent dans des situations très-variées et sont le théâtre de faits très-divers.

La statistique médicale, proprement dite, considère l'homme à l'état de maladie.

Réduite à ses opérations élémentaires et fondamentales, elle rentre exactement dans la définition que nous avons donnée de la statistique en général.

Elle consiste à compter des phénomènes morbides ou des maladies identiques ou analogues, ou bien telle ou telle variété, tel ou tel symptôme d'une maladie, ou, enfin, à rechercher le nombre des cas terminés par guérison ou par décès, ou seulement le nombre des décès de toutes les maladies indistinctement, etc. Elle consiste encore à compter ou mesurer un certain nombre de phénomènes qui se produisent dans un rapport déterminé de temps avec les faits qu'on a déjà groupés par la numération précédente.

Cela ne revient-il pas à compter un certain nombre de faits ou de modalités semblables et réunis par une opération de l'esprit comme des unités de même ordre.

Ces nombres étant connus, on peut les comparer entre eux pour obtenir leur rapport.

Par exemple, sachant le chiffre total des malades entrés dans une année dans les services de médecine et le chiffre des phthisiques, on pourra savoir le rapport du nombre de ces derniers au nombre total des malades, etc.

On pourra encore, par le calcul, obtenir d'autres nombres, par exemple l'âge moyen des décédés par diverses maladies, etc.

Mais la connaissance de tous ces nombres ne peut être féconde que si elle permet d'étudier les causes de telle ou telle maladie ou de telle ou telle modalité morbide.

Sous la plume du statisticien, les chiffres doivent s'animer, leur aridité disparaître, et, au delà de leurs colonnes, n'offrant en apparence que des points de vues abstraits, s'ouvriront de vastes horizons, où l'observateur trouvera comme un monde nouveau, monde nullement imaginaire, pourvu qu'il ne veuille pas dépasser ses limites légitimes.

Derrière ces phénomènes, réduits par une opération de la pensée à n'être que de simples unités, devront apparaître vivantes et réelles les causes qui les dominent, et ces collections de nombres seront pour le médecin et l'hygiéniste des guides sûrs qui ne l'égareront jamais, s'ils ne leur demandent que ce qu'ils peuvent leur donner, qui les conduiront à la recherche de la cause des actes morbides, qui débrouilleront pour leur intelligence leur intrication, qui simplifieront leur multiplicité, et qui leur permettront de leur assigner leur place exacte, de déterminer leur rôle et de mesurer leur importance.

Ce résultat sera obtenu par l'étude des relations qu'ont entre elles les séries de faits dont ces chiffres sont la représentation.

Dans cette recherche on devra se guider sur les axiomes déjà annoncés :

1° L'effet suit la cause dans une période de temps déterminée ;

2° A une cause identique correspond constamment un effet identique, et réciproquement un effet identique révèle une cause identique.

Mais dans l'interprétation des faits médicaux, plus que partout ailleurs, on est obligé, ne trouvant pas leur application rigoureuse, d'user de procédés qui permettent de remplacer la certitude par des probabilités s'en rapprochant le plus possible.

On peut là encore, moins qu'ailleurs, rencontrer des phénomènes absolument identiques à eux-mêmes dans leur répétition ; observer des faits simples et non enchaînés les uns aux autres ; constater la constance absolue du rapport entre l'effet et la cause ; enfin, plus que partout ailleurs, on a affaire à des causes multiples et concomitantes, dont la connaissance complète est difficile et dont une partie échappe très-facilement aux investigations.

Malgré cette impossibilité d'obtenir la certitude mathématique, malgré les difficultés, plus grandes que partout ailleurs, d'arriver à des probabilités qui s'en rapprochent assez pour permettre la découverte des causes, la méthode statistique, appliquée avec discernement dans les sciences médicales, sera encore un puissant moyen de conquérir la vérité ou tout au moins d'en approcher de beaucoup.

Examinons d'une façon plus détaillée les obstacles à vaincre.

Pour appliquer aux recherches médicales, par la statistique, ce que nous avons dit dans le paragraphe précédent, nous remarquerons, en premier lieu, que là, plus encore que dans toute autre science, nous ne pourrons compter des phénomènes absolument semblables, et par conséquent dominés par une cause unique et toujours semblable à elle-même.

Les faits pathologiques ont en effet une variabilité excessive.

Néanmoins on peut rapprocher des faits présentant assez de points communs pour être logiquement réunis, et pour permettre d'affirmer qu'il est tellement probable qu'une cause identique domine ces similitudes qu'on peut le présenter comme prouvé.

En médecine, comme dans toutes les sciences, nous ne pourrons jamais constater d'une façon absolue la constance de relation entre un fait donné et le phénomène antécédent qui paraît le dominer, mais la méthode numérique permettant de l'affirmer un grand nombre de fois, on pourra légitimement admettre, par la méthode inductive des probabilités, qu'elle existe pour tous les cas où des causes antagonistes ne s'y opposent pas.

Nous rencontrons ensuite l'obstacle que nous crée l'impossibilité de réussir des faits simples.

Plus que dans toute autre science, on doit fatalement accepter la difficulté qu'il y a à remonter à la cause première d'un seul d'entre eux, alors que celle-ci n'agit que par la voie d'autres faits intermédiaires.

C'est dans l'ordre physiologique, et surtout pathologique, que nous trouvons cet enchaînement entre divers phénomènes, qui s'oppose absolument à la considération d'une partie isolée de ce tout indivisible.

Ces séries sont appelées en médecine *processus morbides*. C'est à elles qu'on a donné aussi, mais d'une façon beaucoup moins rationnelle, le nom d'espèces morbides, et tout à fait abusivement le nom d'entités morbides. Une longue observation antérieure a démontré la subordination réciproque des phénomènes qui les constituent et une abstraction légitime permet de les considérer comme des unités qui peuvent être dominées par une ou plusieurs causes communes.

Le nom unique qu'on a donné à ces actes morbides complexes est justifié par le lien qui unit leurs parties, l'opération intellectuelle qui amène à les considérer, malgré leur complexité, comme des faits simples, est donc conforme aux règles de la science positive.

Ce ne sont pas d'ailleurs ces unités morbides, résultant d'une multitude d'actes pathologiques connexes les uns des autres, qu'on réunit dans tous les cas. Parfois on peut considérer des faits plus simples et dégager du processus un phénomène isolé, dont la reproduction pourra être comptée de façon à arriver, par le procédé numérique, à la connaissance de sa cause. Cependant, quoique moins complexe, il le sera toujours, et ce serait une prétention chimérique que de vouloir pousser l'analyse assez loin pour arriver à cette simplicité idéale.

Il nous reste enfin à appliquer aux sciences médicales la méthode de recherche des causes et de leur rôle respectif parmi les circonstances ou phénomènes qui sont dans un rapport déterminé de temps avec les faits considérés.

Nous procéderons ici exactement, ainsi que nous l'avons indiqué précédemment. Nous soumettrons chacune de ces circonstances ou de ces phénomènes à la méthode des probabilités, basées sur la coexistence plus ou moins nombreuse, dans un rapport de temps déterminé avec l'acte morbide dont nous recherchons les causes.

Par la même méthode nous apprécierons l'importance relative et le rôle principal ou accessoire, primordial ou intercurrent de chaque cause.

Il est inutile de répéter ici ce que nous en avons dit. Nous devons seulement y ajouter quelques remarques spéciales à la statistique médicale.

Les difficultés seront ici plus grandes que dans les autres sciences, à cause de la multiplicité des phénomènes causes et de la coexistence d'une multitude de circonstances qui peuvent être l'objet d'une interprétation erronée.

La condition la plus essentielle à remplir en premier lieu sera donc, plus que dans toute science, la connaissance exacte des circonstances antécédentes et l'étude approfondie de leur nature et de leur mode d'action.

Faute d'une scrupuleuse exactitude dans leur détermination, on trouvera à chaque pas l'erreur à côté de la vérité.

On sera d'abord exposé à ne pas s'apercevoir de l'existence de circonstances causales de la plus grande importance.

Nous avons déjà insisté sur la multiplicité extrême et l'intrication des phénomènes qui se passent dans l'homme vivant, il est d'ailleurs à peine besoin de rappeler une notion tellement présente à tous ceux qui ont abordé, même superficiellement, l'étude des sciences physiologiques.

Cette manière d'être entraîne des rapports de causalité entre une multitude de phénomènes extérieurs, de circonstances de milieu, comme on dit, et un nombre correspondant de faits dont est le théâtre l'organisme.

Dans l'état de maladie, les modifications de ces circonstances de milieu infiniment variées jouent un rôle causal non moins important.

On voit donc combien il sera nécessaire de n'en négliger aucune.

Une étude superficielle des phénomènes antécédents pourrait faire commettre des erreurs encore plus fâcheuses.

Souvent des coïncidences répétées entre certains phénomènes et le fait dont on recherche les causes pourront faire regarder comme une relation constante ce qui n'est qu'un jeu du hasard.

C'est surtout ici que nous devrons songer aussi à la coexistence possible des conditions ne jouant absolument aucun rôle causal et cependant accompagnant toujours, en raison de leur nature même. les véritables causes.

Pour rendre cette proposition plus saisissable par un exemple, les conditions hygiéniques inhérentes à une profession, résultant du travail lui-même, des mouvements spéciaux qu'il exige, du milieu où il oblige à vivre, accompagnent toujours la mauvaise influence que pourrait avoir sur la santé des ouvriers qui l'exercent un salaire insuffisant, et cependant cette dernière cause pourrait jouer le véritable rôle dans les maladies dont ils sont atteints, à l'exclusion de ces conditions, et si l'on négligeait de la constater, on pourrait à tort leur attribuer les phénomènes morbides.

Ce n'est pas encore tout, il faudra rechercher si certaines causes indépendantes des agents morbigènes, qui ne sont pas liés à eux par leur nature, qui ne les accompagnent pas nécessairement, mais qui résultent de certaines circonstances particulières où l'on observe, n'interviennent pas constamment pour modifier l'action des causes.

Si, par exemple, le nombre de lits dévolus aux femmes (en admettant qu'on observe dans les hôpitaux) n'était pas exactement dans la même proportion avec la population féminine d'une ville que le nombre des lits destinés aux hommes avec la population masculine, ne devrait-on pas tenir compte de cette cause de modification dans l'appréciation de l'influence que peut avoir le sexe sur la production d'une maladie?

Ce n'est donc qu'après cette étude approfondie des circonstances antécédentes et une fois qu'une recherche attentive permettra d'affirmer qu'elles sont parfaitement connues et qu'on est fixé sur leur nature, qu'on pourra utilement dénombrer celles qui peuvent être comptées, mesurer celles qui varient d'intensité et déterminer l'influence relative de chacune d'elles sur les actes morbides.

Si l'on suit exactement les règles que nous avons étudiées, il nous paraît évident que la statistique pourra conduire à la vérité.

Nous ne nous dissimulons pas cependant qu'on lui a souvent fait parler le langage de l'erreur, mais c'est qu'alors on ne l'avait pas appliquée selon les préceptes que nous venons d'exposer.

Les objections de ses détracteurs s'adressent à cet abus et non à son emploi rationnel.

Nous savons que d'éminents esprits sont pleins de préventions contre cette méthode, affirment qu'elle peut donner très-peu de résultats utiles, et que les sciences médicales sont par leur nature même réfractaires à son emploi.

Nous tenons à dire hautement, au contraire, que nous regardons les statistiques médicales, et en particulier les statistiques de grands hôpitaux, comme pouvant conduire à des résultats très-utiles, pourvu qu'elles soient conçues d'après des principes logiques, pourvu que les éléments qui les composent soient dus à une méthode légitime et que leur signification n'ait pas été faussée et forcée pour l'adopter à des idées théoriques préconçues.

Arrêtons-nous un moment aux objections que font à la statistique les médecins qui lui dénient toute valeur.

Elles reposent surtout sur la prétendue impossibilité de trouver en clinique des unités comparables, qu'on puisse réunir ensemble comme de même nature.

« L'essence de l'être vivant, disent-ils, est la diversité, et cette diversité s'accuse d'une manière bien plus accentuée à l'état de maladie, et vous voulez compter ensemble des phénomènes si variables comme analogues ou identiques !

« Vous avez d'autre part des chiffres rigoureux, représentant certaines conditions matérielles où se produisent les actes morbides, et vous voulez tirer du rapprochement des premiers nombres contestables, mal établis, avec les seconds, incontestables, précis, des conclusions sur leurs relations réciproques.

« Votre œuvre, quelqu'ingénieuse qu'elle soit, quelque laborieux que soient vos efforts pour assurer sa solidité, ne peut supporter le choc de la discussion, parce que son point d'appui est un sophisme ou une illusion. »

Nous n'avons pas dissimulé cette objection, nous l'avons présentée dans toute sa force, parce que nous croyons que la réponse est facile.

Il est très-vrai que ce qui a nui aux statistiques médicales, c'est qu'on a trop souvent basé leur interprétation sur l'idée fausse d'une identité absolue des unités si variées en réalité qu'on additionnait ensemble, et cela dans le but le plus souvent de défendre telle ou telle médication.

Pour l'école statisticienne française, composée d'esprits si éminents, mais qui sur ce point ont gravement erré, les maladies, presque toutes considérées à un point de vue unique, celui de la lésion anatomique, classées exclusivement d'après cette donnée, étaient considérées comme absolument identiques chez tous les sujets qui en étaient atteints, et par le fait comme passibles du même traitement.

Pour eux elles appartenaient d'une façon absolue à une même espèce morbide et pouvaient à ce titre être considérées comme semblables.

Ils ne tenaient ainsi compte ni des formes symptomatiques si diverses, ni des différences immenses dans leur physiologie pathologique, que présentent les maladies à même siége et à lésion à peu près semblable, différences créées par les diversités de terrain, par les conditions si variables d'âge, de milieu, d'habitudes hygiéniques, etc.

Ils sortaient ainsi des limites de l'exactitude scientifique pour créer des unités identiques qui, en réalité, étaient artificielles, du moins au point de vue auquel ils les considéraient.

Comptées et classées d'après leur terminaison, en séries qui étaient mises en rapport avec le traitement employé, elles étaient censées fournir des données certaines sur l'influence des traitements qui leur avait été appliqués.

La manière de procéder était vicieuse, parce que, au lieu de constituer leurs unités par la considération exclusive des côtés comparables dans les divers cas, ils les regardaient comme absolument identiques, par cela seul que la maladie siégeait dans le même organe et présentait à peu près le même processus anatomique et qu'ils en concluaient qu'elles étaient passibles du même traitement.

Quelques médecins de cette école sont du reste tombés dans un travers non moins propre à conduire à l'erreur, mais moins excusable Il leur est arrivé d'altérer sciemment la vérité pour faire triompher telles ou telles de leurs assertions ou appuyer tel ou tel traitement qu'ils prônaient.

Ce sont ces abus qui ont discrédité la méthode. On n'a voulu voir que ces vices de raisonnement et l'on a oublié que ceux même, à qui on pouvait les reprocher, avaient rendu d'insignes services à la science, quand ils s'étaient bornés à lui demander ce qu'elle pouvait donner.

On a pas voulu se souvenir que c'est par la méthode numérique qu'une multitude de vérités de premier ordre ont été acquises pendant cette période, si glorieuse pour la médecine française.

On a oublié que c'est par elle que Bouillaud a établi son admirable loi de coïncidence entre le rhumatisme articulaire aigu et les fluxions inflammatoires sur les séreuses cardiaques, observation si féconde en résultats pratiques et en indications thérapeutiques.

On a oublié, pour citer d'autres exemples non moins frappants, que c'est par cette méthode que Louis a établi que les tubercules existaient constamment dans le poumon quand leur présence était certaine dans un autre organe, et démontré la constance de la lésion des plaques de Peyer dans la dothinenterie.

Ce sont ces exemples que nous devons suivre et nous croyons que nous pourrons ainsi arriver à de nombreuses vérités scientifiques. Sans doute, nous n'obtiendrons pas, nous l'avons déjà dit, le résultat chimérique de ne grouper ensemble que des unités parfaitement semblables dans l'acception rigoureuse du mot et sous tous les rapports, car il est vrai de dire qu'il n'y a pas en clinique deux malades qui se ressemblent absolument. Mais une série de cas étant donnés, qui présentent assez d'analogies, malgré d'innombrables différences individuelles, pour être appelés du même nom, ne pourrons-nous faire abstraction de leurs dissemblances et les grouper comme unités de même nature, en les considérant par leurs côtés semblables pour arriver à des conclusions utiles ?

Précisons par des exemples. N'est-il pas évident que si la pneumonie catarrhale caséeuse, la phthisie vulgaire revêt des formes très-diverses, qu'on peut appeler congestive simple, congestive hémoptoïque, fébrile, nerveuse, torpide ou sans congestion, ni fièvre, scrofuleuse, etc.; le processus de ces différentes formes a quelque chose de commun dans son étiologie, l'hérédité, entre autres causes, que personne ne méconnaît, quelque chose de commun dans son anatomie pathologique, quelque chose de commun dans sa marche par poussées séparées d'intervalles où la maladie semble sommeiller, quelque chose de commun dans sa terminaison. C'est précisément ce quelque chose de commun, qui, considéré abstractivement des différences individuelles infinies, constituera nos unités semblables. Nous aurons à rechercher l'étiologie, la fréquence, les terminaisons de ces cas considérés dans ce qu'ils ont de semblable.

Prenons un autre exemple parmi les maladies au sujet desquelles on s'est le plus élevé contre les abus de la statistique. Les pneumonies sont infiniment variées dans leur forme symptomatique et anatomique. On a admis à juste titre plusieurs catégories que l'on a désignées sous les noms de catarrhale, inflammatoire, adynamique, ataxique, ce qui correspond en partie à des formes anatomiques, également distinctes appelées pneumonie catarrhale, fibrineuse ou croupale des Allemands, ou engouement, hépatisation, splénisation de l'école anatomo-pathologiste française.

Mais, dans ces cas à formes diverses, n'y a-t-il pas, au point de vue anatomique, dans le processus hypérémique du poumon, quelque chose de commun.

La cause, au moins occasionnelle, de ces maladies diverses, cause admise par tous sans contestation, n'est-elle pas l'impression du froid et ne pouvons-nous grouper ensemble ces cas comme unités semblables pour rechercher par exemple quelle est l'influence des variations atmosphériques du printemps ou des grands froids de l'hiver, sur la production plus ou moins fréquente de ces maladies à allures diverses, mais à étiologie évidemment commune, quelle est d'autre part l'influence de la profession du malade sur la fréquence de ce refroidissement ?

Sans se borner d'ailleurs à ces groupements généraux de maladies semblables seulement à des points de vue plus ou moins restreints, ne peut-on pas s'efforcer d'établir des divisions secondaires comprenant les faits rapprochés par des points de contact plus nombreux et d'obtenir une détermination de plus en plus exacte de la forme symptomatique de chaque maladie, pour grouper ensemble leurs variétés et déterminer les conditions de production de ces formes, leurs symptômes les plus fréquents et leur terminaison ?

Nous croyons adoptée par tout le monde, même par les ennemis de cette méthode, cette communauté de point de vue auquel on peut réunir des cas en partie dissemblables.

La meilleure réponse à faire aux détracteurs de la statistique c'est de leur démontrer qu'ils en font constamment eux-mêmes.

Quand vous émettez une des propositions les moins douteuses en pathologie et que vous dites par exemple : L'endocardite est une des manifestations les plus fréquentes du rhumatisme, vous faites une opération intellectuelle qui n'est qu'une statistique peu précise, il est vrai, mais non contestable, vous groupez ensemble dans votre esprit ce qu'il y a de commun dans ces cas divers pour leur forme et leurs symptômes auxquels on donne le nom d'endocardites et vous jugez, en raison des circonstances pathologiques où elles se produisent, qu'elles sont causées par elles. Vous n'articulez pas de chiffre, mais votre assertion repose évidemment sur un nombre déterminé de cas présents à votre esprit, offerts à votre observation.

En cherchant à établir des chiffres nous tendons à la précision. Nous n'avons le droit de leur accorder une valeur absolue que si notre observation repose sur une multitude de cas et qu'elle concorde avec celle d'autres observateurs. Mais plus nos nombres seront grands plus nous approchons de cette certitude incontestable.

Nous pouvons donc affirmer que, tout en nous livrant à la même opération intellectuelle que ceux qui prétendent repousser cette méthode, nous serrons de plus près la vérité, nous donnons à un point de la science un caractère plus certain, ce qui n'est pas à dédaigner.

§ 3

CLASSIFICATION RATIONNELLE DES DIVERSES VÉRITÉS SCIENTIFIQUES AUXQUELLES PEUT CONDUIRE LA STATISTIQUE MÉDICALE

Nous avons établi que la statistique médicale comprenait trois classes d'opérations :

1° La recherche de certains nombres par numération des faits pathologiques ou des phénomènes qui sont avec eux dans un rapport déterminé de temps ;

2° La recherche d'autres nombres composés d'unités, ayant

également trait aux faits morbides et pouvant être obtenus au moyen des précédents par le calcul (rapports, moyennes, etc. ;

3° L'interprétation des nombres précédents pour établir les probabilités de telle ou telle modalité pathologique ou conduire à la recherche du rôle causal de certains phénomènes extérieurs dans divers faits de même nature.

Il est utile de revenir avec plus de détail soit sur les caractères des unités qui composent ces nombres, soit sur les notions auxquelles ils conduisent pour établir entre elles des divisions rationnelles, sous peine de ne pas mettre dans leur recherche un ordre suffisant et de ne pas arriver à posséder sur elles des notions complètes.

Nous obtenons par les trois ordres d'opérations que nous venons de rappeler trois grandes classes de notions :

1° Les nombres auxquels on arrive par numération comprennent des unités des deux espèces : en premier lieu, les cas d'entrées, de décès, de guérison de chaque maladie, ou de variétés symptomatiques, anatomiques, ou de ceux traités par telle ou telle méthode, etc.; en second lieu, les nombres exprimant la reproduction plus ou moins fréquente ou l'intensité des phénomènes extérieurs ou des circonstances diverses qui précèdent dans un rapport de temps déterminé les faits pathologiques dont nous venons de parler, phénomènes météorologiques, profession, conditions hygiéniques, morales, thérapeutiques, etc.

2° Les nombres qu'on obtient par des calculs opérés sur les précédents sont les sommes et moyennes par jour, par mois et par an, les rapports entre ces premiers nombres, par exemple, entre toutes les entrées et guérisons, tous les décès indistinctement ou ceux donnés par telle ou telle maladie ; entre les chiffres représentant telle ou telle modalité morbide symptomatique ou anatomique et ceux qui expriment telle ou telle circonstance antécédente, par exemple, entre le nombre de sujets atteints de telle ou telle maladie et le nombre de ceux appartenant à telle ou telle profession, ayant tel et tel âge, de tel ou tel sexe, soumis à telle ou telle alimentation, à tel ou tel traitement, etc.

Cette nomenclature de nombres pouvant être obtenus par numération ou par calcul est d'ailleurs forcément incomplète ici, car nous ne tenons à établir qu'une classification.

3e L'interprétation des chiffres précédents nous fournira des notions de plusieurs ordres.

Une première série de conclusions rationnelles pourra être tirée de l'examen des rapports de ces nombres entre eux, en nous indiquant les probabilités de guérison ou de mort, pour telle ou telle catégorie de sujets, dans telle on telle condition d'étiologie ou de traitement, pour telle ou telle forme symptomatique, et fournir des notions pronostiques sur la terminaison des états morbides, soit indistinctement, soit dans telle ou telle circonstance.

Mais on ne devra pas s'en tenir à cette simple constatation, on devra en tirer des conclusions, quant à l'influence productrice ou occasionnelle des circonstances où se sont trouvés les malades.

Pour procéder logiquement on devra classer ces circonstances elles-mêmes.

Parmi elles, les unes sont absolument indépendantes de notre volonté et sont des phénomènes naturels sur lesquels nous ne pouvons avoir aucune influence; les principaux sont : la température extérieure, la pression barométrique, l'humidité relative de l'air, les vents, l'état électrique et ozonométrique de l'atmosphère, la lumière solaire, etc., ou des conditions fatales d'âge, de sexe, etc. Les autres sont des circonstances créées artificiellement ou modifiables par la volonté de l'homme, comme les conditions hygiéniques où il vit, l'habitation, son aération, son humidité, sa sécheresse, la lumière qui y pénètre, les gaz délétères qu'y introduit le chauffage, les aliments dont les qualités utiles ou nuisibles peuvent être diversifiés à l'infini, les professions, les mouvements et les efforts divers qu'elles exigent, les gaz ou corps étrangers nuisibles qu'elles introduisent dans les voies respiratoires. D'autres encore résultent non-seulement de l'intervention de la volonté humaine mais de cette volonté s'appliquant à remédier aux mauvais effets d'autres circonstances causales, c'est-à-dire les conditions hygiéniques d'habitations, de nourriture, de vêtement, etc., où le médecin, en vertu d'études préalables, place son malade.

Enfin les dernières ont le même caractère d'intervention volontaire du médecin, mais d'une façon plus directe et moins naturelle encore, si je puis m'exprimer ainsi : ce sont les causes thérapeutiques qui peuvent imprimer aux maladies des modifications d'une diversité infinie, tantôt favorables, si le médecin atteint son but, tantôt nuisibles, s'il se trompe, mais dont la reproduction chez divers malades est justiciable de la statistique.

De plus, parmi les circonstances productrices des faits morbides que nous venons de catégoriser on peut admettre des subdivisions applicables surtout aux notions étiologiques.

Elles sont basées sur ce fait déjà signalé que, parmi les circonstances causales, les unes jouent un rôle principal, les autres un rôle accessoire ; les unes un rôle primitif, les autres un rôle intercurrent.

Si nous résumons cette classification, nous verrons : 1° que la simple constatation des nombres nous fournit des données sur la symptomatologie, les variétés et les terminaisons des maladies et sur l'anatomie pathologique; 2° que les probabilités que nous pouvons tirer du rapport des décès et des terminaisons au nombre de sujets peuvent nous fournir des données pour le pronostic; 3° que la recherche des circonstances causales où se produisent les faits pathologiques et les modifications des maladies fournissent des données étiologiques quand il s'agit de circonstances extérieures et thérapeutiques quand il s'agit de celles qui sont créées volontairement par le médecin.

Quant à la physiologie pathologique, les nombres exprimant la répétition plus ou moins grande de tel ou tel symptôme, de telle ou telle marche, de telle ou telle terminaison, de telle ou telle lésion, pourront être interprétés en faveur de la probabilité de tel ou tel processus physiologique; mais c'est surtout par un autre procédé d'investigation (l'expérimentation) que cette partie de la connaissance des maladies pourra être acquise.

§ 4

APPLICATION DES DONNÉES GÉNÉRALES PRÉCÉDENTES A LA STATISTIQUE DES HOPITAUX DE LYON. — MODES D'UTILISATION DES MATÉRIAUX FOURNIS PAR LES BULLETINS DE CHAQUE MALADE. DÉTAILS D'EXÉCUTION. — DISPOSITIONS MATÉRIELLES LES PLUS CLAIRES ET LES PLUS UTILES. INTERPRÉTATION ET APPLICATIONS.

Nous avons indiqué à grands traits dans les paragraphes précédents les éléments que peut fournir une statistique médicale et l'emploi utile qu'on peut en faire, mais à un point de vue général. Nous avons ici à compléter et à préciser ces données en les appliquant à la statistique des hôpitaux de Lyon. Nous devons en outre indiquer les détails d'exécution et les dispositions matérielles propres à rendre plus facilement saisissables les résultats qu'on peut en tirer.

Nous pouvons diviser en deux classes les renseignements donnés par les bulletins de statistique, d'après un ordre déjà indiqué dans le paragraphe précédent. Les premiers sont ceux qui nous fournissent le nombre des entrées de chaque maladie et leurs variétés, le nombre des sorties avec l'état du malade, enfin les décés.

Les seconds, qui nous indiquent les circonstances où se sont produites les maladies, sont : la date d'entrée de chaque malade, celle de sa sortie, la date de chaque décès, l'âge de chaque sujet, son sexe, sa profession.

Ce sont les seules indications que nous puissions considérer actuellement comme constantes.

A ces différents éléments nous joindrons, grâce à l'obligeance de M. Lafont, professeur à la Faculté des sciences de Lyon et de M. Maxime Benoît, son secrétaire, des documents très-importants au point de vue des circonstances causales : je veux parler des observations météorologiques journalières.

Presque tous les renseignements que nous venons d'énumérer sont propres à nous conduire à des notions étiologiques.

Nous y trouvons cependant des données séméiologiques, mais restreintes au seul point de vue des variétés pour certaines maladies, des complications et de la terminaison.

Les particularités symptomatiques proprement dites ne sont pas mentionnées. Il en est de même des moyens thérapeutiques employés dans chaque cas. Nous ne pouvons donc établir pour cette année de statistique à ces divers points de vue et nous ne devons pas trop le regretter, car ceux auxquels nous devons nous borner sont déjà assez nombreux et assez importants.

Nous devons maintenant indiquer comment nous emploierons les matériaux que nous venons d'énumérer.

Notre travail comprendra plusieurs parties, dont nous allons exposer l'économie en nous souvenant que chacune d'elle doit se subdiviser en deux sections : 1° les relevés statistiques ; 2° les considérations que nous suggéreront les nombres qui y seront inscrits, l'interprétation que nous leur donnerons, les applications que nous en ferons à la science théorique ou à la pratique.

A. Nous commencerons par un relevé journalier de toutes se maladies entrées dans les services de médecine et des décès qu'aura fourni chacune d'elle, mis en regard des phénomènes atmosphériques du même jour.

Grâce aux dispositions que nous adopterons et qui, nous l'espérons seront suffisamment claires, nous pourrons faire simultanément un relevé de toutes les variétés et complications qui seront indiquées dans les bulletins,

Nous réunirons donc à la fois un exposé général de la physionomie médicale de chaque époque et l'indication des particularités les plus importantes de chaque cas.

Nous pensons que ce sera le meilleur moyen pour nous livrer à la fois à une étude générale de la nosologie de l'année dans les hôpitaux de Lyon, soit au point de vue des entrées, soit au point de vue des décès, soit au point de vue des variétés et complications de chaque maladie, et ensuite pour interpréter ces données en relation avec celles des observations météorologiques et y trouver des notions sur l'étiologie.

Pour rapprocher les nombres à comparer, nous ne pouvons adopter d'autre disposition que la forme de tableaux qui est celle qui permet le plus facilement de passer de l'une à l'autre de ces séries pour constater leurs relations.

Ces tableaux seront composés de colonnes longitudinales comprenant chacune les phénomènes atmosphériques, puis les unités pathologiques de même nature ou pouvant être groupées ensemble. Ces nombres de divers ordres seront inscrits dans les colonnes verticales, pour chaque jour, sur une même ligne horizontale. Les observations météorologiques journalières seront en tête de cette ligne où se suivront les nombres d'unités morbides de diverses espèces. Celles-ci seront d'ailleurs inscrites suivant un ordre déterminé, et pour chacune d'elles la colonne verticale sera double : une moitié consacrée aux entrées, l'autre aux décès.

Ne pouvant donner une dimension trop grande à nos tableaux nous en consacrerons deux à chaque, mois comprenant chacun la moitié des maladies, en ayant soin de reproduire les observations météorologiques en tête de chacun, pour qu'étant toujours présentes à l'observateur, il puisse les rapprocher des données nosologiques.

Nous obtiendrons facilement (résultat utile pour l'interprétation) la somme mensuelle des entrées et décès de chaque maladie en additionnant les nombres portés dans chaque colonne verticale.

Enfin la somme totale des décès de chaque jour, sans distinction de maladie, non moins utile à connaître, sera obtenue en additionnant, suivant la ligne horizontale correspondant à chaque jour, les nombres de décès qui y sont portés et en réunissant les deux sommes obtenues dans chaque demi-tableau mensuel.

Les totaux journaliers des décès seront d'ailleurs réunis dans un tableau unique qui suivra ceux que nous venons de décrire.

Il en sera de même des sommes totales pour l'année des entrées et décès de chaque maladie.

Nous venons d'indiquer l'économie générale de la construction des tableaux où nous mettrons en regard les causes morbigênes atmosphériques avec les relevés nosologiques, mais il est encore beaucoup de questions de détail que nous ne pouvons passer sous silence.

1° Si nous voulions, suivant le plan que nous venons d'énoncer, consacrer une colonne à chaque maladie, il serait impossible de construire des tableaux pratiquement utilisables à cause de leur étendue. Il y a d'ailleurs des maladies qui sont en si petit nombre que leurs colonnes seraient presque complétement en blanc et ne contiendraient que des nombres tout à fait insuffisants pour être regardés comme de véritables documents statistiques. Nous ne pourrons donc pas faire figurer ces maladies rares, mais, comme il importe néanmoins que nous donnions une vue générale de tous les états morbides sans exception, nous annexerons à nos relevés synoptiques une liste par dates des entrées et décès fournis par elles.

2° Quoique nous restreignions ainsi le nombre des unités morbides qui figureront dans nos tableaux, si nous consacrions une colonne à chacune des maladies les plus fréquentes, ils auraient encore une dimension beaucoup trop grande.

Nous prendrons donc le parti de réunir dans quelques colonnes des maladies qui présentent une certaine affinité de nature et de siége, sauf à distinguer par une mention abréviative spéciale les nombres de chacune d'elles dans chaque case journalière et à indiquer au bout les sommes spéciales à chacune de ces espèces morbides sous forme de sommaire ou de bordereau, si je puis emprunter ce terme à la langue commerciale.

3° Nous avons insisté longuement sur la nécessité de réunir ensemble des unités aussi semblables que possible. Pour atteindre rigoureusement ce but, il faudrait distinguer les variétés de chaque maladie.

Nous nous efforcerons de le faire en maintenant scrupuleusement, dans les mentions journalières et les sommes mensuelles, le nom indiqué sur les bulletins pour chaque unité morbide et les qualificatifs qui y sont ajoutés, sans y rien changer.

Cependant beaucoup de bulletins n'ayant pu être complétés sous ce rapport, nous devrons réunir sous la mention *sans autre désignation* beaucoup de maladies non qualifiées.

4° Il sera non moins important de tenir compte des complications et des maladies concomitantes et intercurrentes observées chez un sujet déjà atteint d'un autre état morbide.

En effet, beaucoup de bulletins portent plusieurs diagnostics, beaucoup mentionnent des accidents nouveaux développés pendant le séjour du malade.

Devions-nous les faire figurer dans plusieurs colonnes en raison de la multiplicité des états morbides ? Tout en étant conforme à l'exactitude rigoureuse à un point de vue, cela introduisait une donnée erronée, car une entrée unique eût été portée plusieurs fois sous des diagnostics différents. Le seul parti à prendre était de désigner les sujets atteints de plusieurs maladies primitives ou intercurrentes dans des annotations annexées à nos tableaux.

Avec toutes ces combinaisons et additions, nos tableaux mensuels fourniront des données aussi exactes et aussi précises que possible sur les unités morbides considérées abstractivement, mais en comptant les cas de chacune par les entrées, il importe cependant de dénombrer non-seulement les entrées mais encore les malades qui ont été atteints de chaque état morbide,

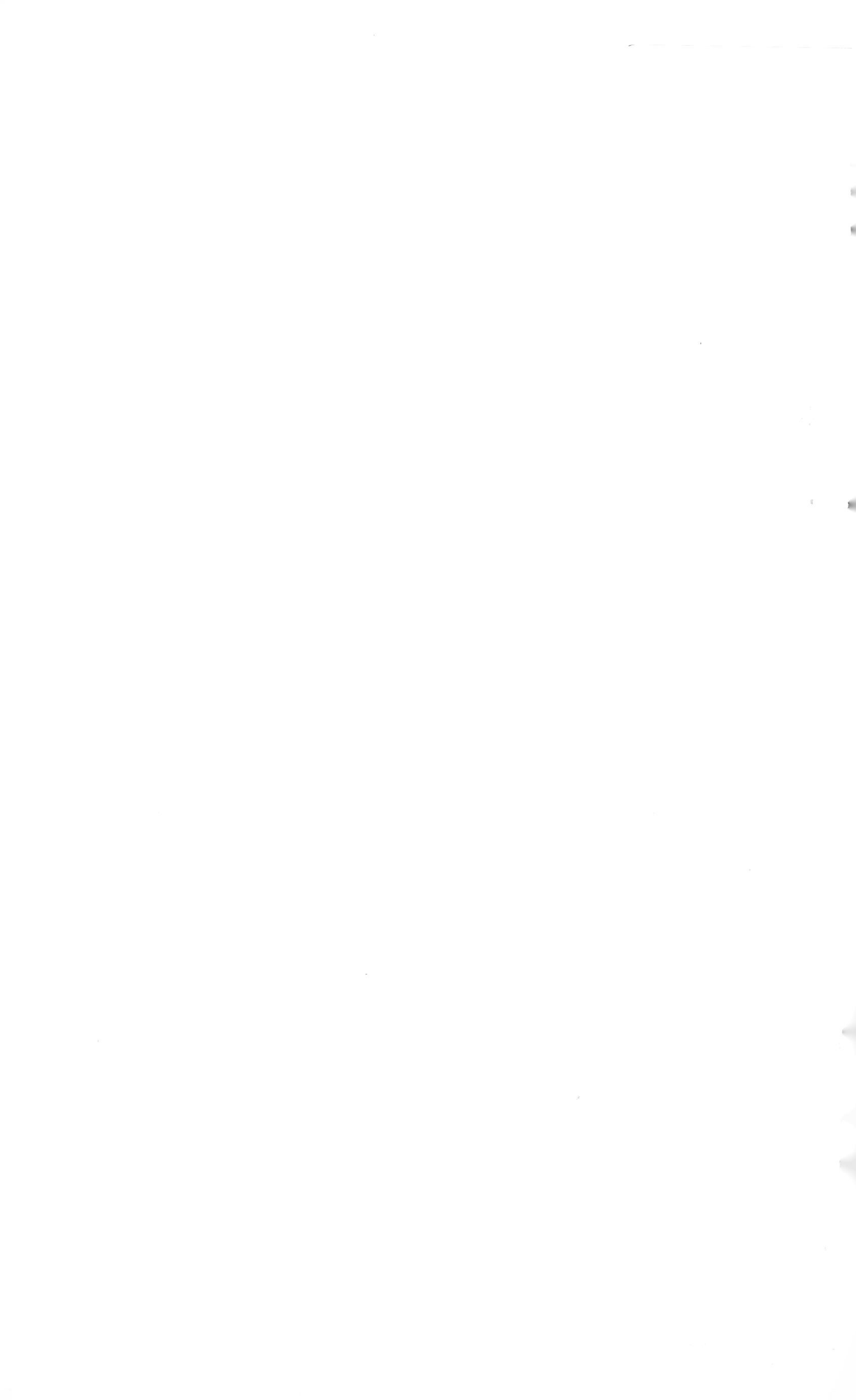